Comment obtenir un Pack 6 rapidement

Le Guide No.1 sur la façon d'obtenir Six Pack Abs

Auteur: Arnold Yates

Wait! Before you continue.... Would you like to like to have access to <u>FREE KINDLE BOOKS</u>?

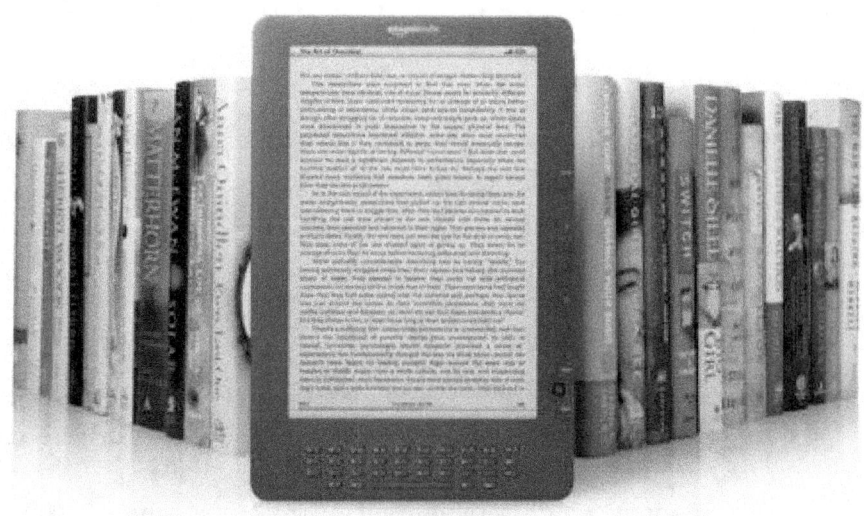

If you answered **YES** then

<u>CLICK HERE</u>

There is a <u>FREE BONUS</u> at the end of the book!

Table des matières

Introduction

Ainsi, vous avez décidé d'enfin se débarrasser de toute cette graisse et faire ces abdos à sortir de sa cachette. Même si vous avez déjà réussi à se débarrasser de la graisse, câline les muscles abdominaux pour afficher eux-mêmes n'est pas une tâche facile. Vous déjà avez peut-être découvert ce fait de la croque inutile que vous faites chaque jour.

Tout ce dont vous avez besoin c'est les bons conseils de les amener à se montrer dans toute leur splendeur. Il suffit de penser ! Simplement en suivant ces quelques conseils simple exercice, un régime alimentaire délicieux et éviter certaines erreurs (que vous pouvez probablement commettre dès maintenant) peuvent te permettre d'obtenir un corps de tueur que n'importe qui serait jaloux de.

Vous voyez, il n'y a plus à ce régime que juste manger les bons types d'aliments ou d'exercer votre corps à la poussière. Si vous connaissez les facteurs précis qui peuvent vous donner des résultats immenses dans les prochains jours, vous pouvez obtenir un corps de tueur en aucun temps du tout. De plus, vous n'avez pas de vous forcer à commettre soit à l'un de ces régimes. Ils sont si facile à faire et si agréable que vous attendriez-vous réellement leur faire chaque jour.

Il n'est pas tous les amusement et jeux bien. Cela signifie également que vous devez savoir ce que vous devriez éviter et la différence entre les choix sains et apparemment en bonne santé. Vous devez être au courant de la musculature, que vous décidez de tonalité, afin que vous pouvez éviter de commettre une erreur douloureuse pendant l'exercice de votre abdomen.

Pack 6 101 – comprendre les Muscles qui forment le « Pack »

Saviez-vous que vous avez déjà un pack 6 caché sous tout ce que la chair ? C' est tous là, dans le cadre de tout ce qui graisse du ventre. Sans compter que le boost image évidente, que vous pouvez obtenir si vous parvenez à vous débarrasser de tout ce que la graisse, vous pouvez également être économisant de contracter des maladies mortelles. En effet, selon le New England Journal of Medicine, la graisse abdominale a effectivement double le risque de maladies de haut risque de se produire.

Toutefois, avant de vous diriger vers la salle de gym, jetez un oeil à des muscles réels qui composent le fameux pack 6 :

Droit de l'abdomen

C'est peut-être l'un muscle, que vous devrez accorder une attention particulière aux. Il est assez long car elle s'étend de votre cage thoracique jusque dans votre bassin. Vous utilisez ce muscle chaque fois que vous devez apporter votre bassin jusqu'à votre cage thoracique ou l'inverse. De plus, même s'il est parfois dénommé un pack de 6 ou 8, ce n'est qu'un muscle qui est segmenté par l'intermédiaire de tendons (dont trois sont horizontaux tandis que le dernier est vertical) pour vous permettre de se lever d'une position couchée ou exercer facilement. Oui, ce sont les muscles que la plupart des gens appellent affectueusement le pack 6, même si ce qui suit aussi composent cette structure :

Obliques externes

Ce muscle est responsable de faciliter le mouvement de côté à l'autre du corps humain. Ainsi, chaque fois que vous balancer une raquette, bat ou percez quelque chose (ou quelqu'un), vous avez ce muscle à remercier. Ils forment de chaque côté de vos abdos et courir sur le côté de vos côtes à l'os iliaque, qui permet de faire pivoter votre coffre aussi bien. Gardant ce muscle s'adapter est la clé pour un physique tonique et un milieu solide.

Obliques internes

Ces muscles commencent à votre bassin et aller tout le chemin jusqu'au bout de vos côtes. Situé juste sous vos obliques externes, ils sont à angle droit avec eux afin de protéger votre colonne vertébrale contre les blessures. En d'autres termes, elles agissent comme des amortisseurs vous permet d'économiser des blessures s'il vous arrive de vrillage trop ou tomber en le faisant. De plus, ils se trouvent également faciliter le haut et vers le bas mouvement du diaphragme que vous respirez. Vous pouvez probablement deviner pourquoi garder ce muscle s'adapter sera utile de votre temps.

Transverse Abdominis

C'est le muscle principal qui alimente tous les autres. Situé sous votre droit de l'abdomen, il stabilise votre estomac avec votre bassin et le bas du dos. Regardez-le comme une ceinture de poids naturel qui préserve votre colonne vertébrale et les organes en même temps et fournit le solde de votre corps. Exerçant ce muscle vous permettra de faire des entraînements plus ardues avec facilité et perdre plus de poids au cours de cette formation de pack de 6.

Conseils d'entraînement

Maintenant, vous ne pouvez pas attendre de perdre tout ce que la graisse et l'amenant à amadouer ces abs sans un régime adéquat d'entraînement. Toutefois, vous n'en croirez pas les erreurs communes font des gens qui sont suffisamment petits pour oublier mais assez grand pour votre régime d'entraînement d'impact d'une manière négative. Quelques bévues peuvent whittle loin votre santé avec vous aucune n'étant le plus sage ! Voici quelques conseils d'entraînement qui peuvent vous aider à garder qui mettent l'accent sur votre objectif de 6 paquet fer :

Différence entre Cardio efficace et Non Effective

Beaucoup de gourous de remise en forme et de médecins en général estiment que les personnes souffrant de maladies cardiaques ou l'obésité devraient adopter léger entraînement aérobie (communément appelée cardio) dans leur régime d'exercice quotidien. Plus souvent qu'autrement la séance d'entraînement est composé de 30 à 60 minutes de cardio au moins 3 à 5 fois en une semaine pour réguler leur rythme cardiaque. Cependant, ce n'est pas « cardio » du tout mais un ennuyeux et inutile « exercice » qui ne vous sera bénéfique à long terme du tout.

Vous voyez, selon la preuve médicale récente, régimes cardio comme cette une extrémité vers le haut de faire plus de mal que de bien si elles sont gardées. Vous devez garder à l'esprit que le corps humain est fait pour supporter de petits éclats de l'effort à la fois, des séances d'entraînement pas hardcore qui vous laissent passé avant de faire quelque bien que ce soit ! En d'autres termes, vous devez adopter une méthode d'entraînement « stop-and-go » au lieu d'un rythme soutenu qui vous laisse littéralement haletant et incapable de fonctionner pour la plupart de la journée. Il suffit de prendre un regard sur le règne animal. Avez-vous déjà vu les exercer eux-mêmes trop beaucoup tout en chasse de leur proie ? Même le roi de la jungle des chasses d'une manière organisée afin d'économiser l'énergie et de force, il sera nécessaire de conserver pendant que vous prenez vers le bas d'un gros animal. Vous devez également adopter cette période de récupération dans votre propre régime d'entraînement pour que vous obteniez que 6 pack tant que peu de temps que possible.

Une autre chose, que vous devez garder à l'esprit est la détérioration physique, que vous pouvez rencontrer si vous poursuivre cet entraînement cardio excessive dont certaines sont :

➢ la fonte musculaire (il est vrai).
➢ Rupture conjointe.

> ➢ dommages aux organes qui peuvent conduire à des problèmes de santé chroniques.

Efficace ou un régime variable cardio en revanche, beaucoup plus qu'améliorent votre image physique. Il peut :

- ✓ Augmentation des antioxydants dans le corps.
- ✓ Amélioration oxyde nitrique génération, qui à son tour permet d'améliorer le système cardiovasculaire.
- ✓ Accroître le taux de métabolisme qui peuvent faciliter la perte de graisse.

En outre, un cardio trop régulière entraîne le cœur à supporter le stress à une fréquence spécifique alors qu'effectif variable cardio s'entraîne à répondre favorablement à toute nature et la quantité de stress, ce qui le rend plus fort tout autour. Il rend également assez solide pour gérer n'importe quel genre de stress physique, que vous pouvez jeter à elle sur le long terme. De cette façon, non seulement vous parviendra à obtenir le corps de vos rêves, mais vous serez exempt de problèmes de tension artérielle et d'autres maladies physiques.

Séances d'entraînement de chaîne cinétique d'entraînement contre l'isolement

Beaucoup de gens ont tendance à penser trop plutôt qu'intelligemment quand il s'agit d'adopter un régime d'exercice qui fonctionne. Comme mentionné, la plupart pensent que leurs membres à l'os de travail peut amener que désiré 6 pack que beaucoup plus rapide, quand le contraire est vrai. Pire encore, certains croient qu'isoler un muscle pour une séance d'entraînement les aideront à cet égard. Rien ne peut être plus éloigné de la vérité. Pourquoi au nom du ciel vous voudrait faire cela ? Tout d'abord, le corps ne peut pas fonctionner correctement si vous adoptez cette méthode. C'est parce que votre musculature est un système cohérent dans lequel chaque ligament s'efforce de soutenir ou de renforcer ceux qui s'est joint à lui et vice versa. C'est pourquoi des efforts physiques qui incorporent la totalité ou la plupart des muscles sont plus efficaces par rapport aux entraînements de l'isolement. C'est aussi pourquoi vous ne pouvez jamais atteindre isolement complet musculaire durant votre formation abs ; essayer de le faire conduira uniquement aux parties du corps ne correspondent pas au lieu d'une unité entièrement fonctionnelle. Au lieu de cela, vous êtes plus susceptibles de souffrir de maux suivants si vous en tenez à standardiser vos membres :

> Joint des douleurs.
> une tendinite.
> de graisse corporelle plus que la normale.

Avez-vous déjà vu des athlètes ayant un corps difformes ? C'est parce que leurs formateurs auraient plutôt déchirais leurs licences officielles que de leur faire subir une séance d'entraînement de l'isolement. Les corps déchirés que sportive : ils parlent d'eux-mêmes. Ils s'assurent que les athlètes dans le cadre de leurs soins adoptent un régime de circulation complexes multi-joint qui peut brûler des calories et exercer chaque muscle de leur corps.

Non seulement vous serez en mesure d'obtenir ces 6 pack abs rapidement en adoptant un régime d'entraînement cinétique (ou multi-musculaires), mais vous serez en mesure de faire des excès de graisse corporelle plus rapidement, augmenter les chances de l'activité hormonale et augmenter votre métabolisme en même temps.

Toutefois, cela ne signifie pas que vous devez adopter un régime de marche conforme pour brûler la graisse du ventre. Routines de footing rapides (mais courts) ainsi que de petites séances d'entraînement entre les deux peuvent vous aider à brûler presque 250 calories par jour et aurez rechargé comme ces graisses obtenir utilisés par votre corps de travailler dur pour vous donner l'énergie nécessaire pour le faire à travers chaque jour.

Exercice créative de demeurer apte au travers

Il viendra un moment au cours de votre quête de 6 paquet lorsque vous ferez face frustrant d'obstacles sous la forme d'efforts infructueux et la graisse qui refuse simplement de disparaître. Une minute vous vous retrouvez au sommet du monde, fer de pompage, faire cardio doux et autres exercices avec des résultats fantastiques et le lendemain que vous vous retrouvez faible pétrir, haletant et trop fatigué à mesure que les jours s'écoulent. Vous découvrirez peut-être même que vous avez pris quelques uns de ces livres que vous avez perdu !

Pas besoin de s'inquiéter. Cela se produit à peu près chaque cruiser de cardio débutant. La raison de leur présence est simple. Si vous vous en tenez à la séance d'entraînement ennuyeux même jour après jour au lieu d'introduire quelques variables pour la rendre plus créative et à son tour, efficace, obtenir ce pack 6 restera une chimère.

Toutefois, n'essayez pas de faire preuve de créativité de l'EEG aller. Vous devez rendre votre corps habitué à un régime de définir tout d'abord avant d'être créatif avec elle, sinon vous pouvez commencer à faire tomber trop tôt. Une bonne façon de procéder est exercé conformément à un ensemble spécifique et un régime rep (ou répétition) ainsi que des pauses entre les deux. Si par exemple vous vous entraînez actuellement avec des haltères, vous pouvez diviser la séance d'entraînement en séries de 5 exercices avec 8 représentants pour chacune avec une pause d'une minute. Répéter ce cycle pendant 6 à 8 semaines obtenir votre corps utilisés pour cet effort et pour le faire monter assez pour supporter plus de formation fiscale avant d'introduire toute modification qui lui. Si vous changez le régime trop tôt, il y a risque il grippage ou fatiguer trop tôt. Stimulant pour un certain laps de temps permettra à vos muscles de s'habituer à une certaine quantité de stress les renforcer pour le long voyage vers le pack 6 convoité. De cette façon, votre corps aura également quelque chose d'ancrer sa progression afin qu'il ne donne pas sur vous, que vous commencez à faire des exercices plus graves.

Après environ 6 à 8 semaines, vous vous retrouverez en mesure de supporter cette séance d'entraînement qui semblait tellement fatigant lors du premier démarrage sur elle. Toutefois, votre progression va ralentir un peu en ce moment aussi bien et qui est aussi votre corps vous dire qu'il a besoin d'un changement.

Pour pimenter la séance d'entraînement après ce laps de temps, vous pouvez modifier le type d'entraînement que vous faites. Par exemple, vous pouvez changer vos représentants d'haltères avec poids et haltères machine basée, incorporer les poids lourds ou accélérer le rythme de votre séance d'entraînement par :

- ✓ Effectuer 6 séries avec 6 répétitions et un tapis de course courir pendant 3 minutes entre chaque série.
- ✓ le plus de poids que vous pouvez gérer (pas besoin de vous blesser en ajoutant plus) effectue 8 séries avec 1 représentant pendant 30 secondes.
- ✓ Utiliser deux haltères et faire 1 set composé de 50 reps.
- ✓ Essayez un entraînement complet du corps comme les presses barbell ou haltère squatte pendant une demi heure ou 20 minutes d'affilée.
- ✓ Pour vraiment obtenir ce sang de pompage, faire un entraînement complet du corps comme les tractions, tractions, tractions à la

barre, se fend, qui montent et descendent les escaliers, etc. de corde à sauter.

✓ Si vous êtes vraiment aventureux (et physiquement apte), alors vous pouvez essayer les différents exercices une douzaine sans prendre une pause du tout.

✓ Pour garder votre alerte du corps, « confondre » par accélérer votre régime d'entraînement habituel d'un jour et il ralentit considérablement la prochaine. De cette façon, votre corps ne poussent mou avec la répétition.

Il suffit de faire preuve de créativité et faire tout ce qui vient à l'esprit pour changer votre mode d'entraînement. Vous sera certainement obtenir des résultats de cette façon et avoir du plaisir tout en le faisant trop.

Rester cohérent et créative en même temps

Le régime susmentionné peut sembler difficile au début, mais une fois que vous entrer dans la routine des choses, vous allez être croquant, levage, Sprint et autres abs bâtiment exercices comme un pro en aucun temps ! Toutefois, n'obtenez pas trop créatif avec votre régime. Vous retrouverez dans tous les sens et pouvez même secouer votre flux d'entraînement si vous faites cela.

Le meilleur moyen d'assurer un régime d'entraînement simple et relaxant et de rester aussi cohérent que possible sans abandonner sur les variables, est de conserver un certain cycle, mais l'améliorer un laps de temps donné (comme 4 à 8 semaines car votre corps va commencer à ralentir après cet intervalle) sous la forme d'exercice variables. Jouer avec l'ordre des exercices, le nombre et la fréquence des séries et les reps, les types d'exercices, nombre de méthodes d'entraînement, les intervalles entre les périodes de repos, la vitesse de chaque ensemble, etc.

Comment obtenir le corps dur parfait

Fondamentalement, tout le monde sait que faire des squats et des ascenseurs morts sont les plus populaires exercices corps dur là-bas. C'est parce que leurs forces combinées, elles facilitent gagner du muscle et la perte de graisse en raison du grand nombre de muscles nécessaires pour effectuer leur. De plus, ils encouragent aussi les excrétions d'hormone dans le corps (comme l'hormone de croissance, testostérone, etc.). On a également découvert que squats contribuent au développement de la partie supérieure du corps ainsi que la partie inférieure même s'ils n'utilisent généralement pas les muscles supérieurs. C'est aussi pourquoi ces deux sont considérés comme un régime complet d'entraînement parfait pour les exercices athlétiques et réguliers et des solutions de rechange parfaites aux régimes de cardio ennuyeux.

Comment faire des Squats

- ✓ Squat baisse juste assez pour faire vos cuisses parallèles au sol (il ne fonctionnera pas si vous tentez de tricher puisque les muscles ne se sentira pas tout l'effort que ce soit). Accroupissez-vous pour autant que vous commencez à sentir un malaise dans vos cuisses et pouvez se sentir chaque muscle en eux. Cela renforcera vos jambes et dos.

- ✓ Pour faire les choses, garder vos fesses, arrière droite et essayez de ne pas allonger vos genoux devant vos orteils.

- ✓ Les meilleures squats sont ceux dans lesquels l'arrière n'est pas autorisé d'arquer. Pour ce faire facilement, assurez-vous que votre tête est vers le haut comme vous penchez et de votre abdomen est tendu tout au long de la séance d'entraînement. Cela vous aidera également à tonifier vos abdos.

✓ S'assurer que vos pieds sont très espacées et les orteils sont étendus un peu.

Une des façons que vous pouvez vous assurer que vous faites des squats correctement doit se lever d'une chaise. Tout d'abord, mettre la main sur une chaise, s'asseoir dessus et puis essayer de se mettre debout sans se pencher vers l'avant avec vos fesses dehors et avec le dos droit. Si vous n'avez pas besoin de pencher vers l'avant pour se lever, cela signifie que vous faites bon squats.

Maître le squat en faisant 3 ensembles avec 12 répétitions aussi longtemps qu'il faudra pour vous lever sans se pencher vers l'avant. Une fois que vous avez réalisé que, essayez d'ajouter du poids à cette séance d'entraînement de travailler sur un rack squat. Régler la barre sous le niveau de l'épaule et les barres de sécurité aussi bas qu'il vous faut pour soutenir la barre avec votre épaule. Maintenant, passer sous la barre et avec vos paumes vers l'avant l'attraper en utilisant une poignée large. Si le poids en fait votre endroit inconfortable, épaules un bar pad sur eux et placez le sur la partie supérieure de votre dos.

La position correcte serait :

- ✓ droit vers l'arrière.
- ✓ Coudes haute
- ✓ abs serré.
- ✓ Poitrine dehors et vers le haut.

Squats peuvent se faire à l'aide d'un certain nombre de fournitures pondérées gratuites telles que des barres à disques, haltères, bouilloire cloches, etc. des sacs de sable. Cependant, il y a certains formateurs qui croient que faire des squats en utilisant une défaites machine tout le but de l'exercice. Si vous êtes d'accord avec eux, puis vous pouvez exercer à l'aide de squats arrière barbell dans lequel le poids repose sur les muscles du trapèze situés dans le haut du dos. Autres squats que vous pouvez essayer sont les frais généraux et les squats de front, qui incorporent un barbell placé respectivement devant la tête et dans une poignée d'arracher la tête.

Toutefois, en utilisant tous les trois squats au cours de vos séries et reps peut aide vous réaliser cette variable ultra-efficace exercer d'entraînement.

Comment faire des Squats avant

Il s'agit d'un exercice populaire puisqu'elle permet les muscles abdominaux à croître de façon stable par rapport aux squats arrière. Cela tonifie le bas du corps, mais elle peut également renforcer votre cœur et vous empêcher de tomber sur votre dos pendant que vous faites ces squats.

Vous devrez peut-être également mal placer cette barre sur vos épaules. Vous pouvez le faire deux façons. Dans la première méthode vous étape sous la barre et croisez les bras tout en plaçant la barre sur l'espace créé par le muscle autour des os dans l'épaule. Assurez-vous que vos coudes sont élevés et équivalents à la parole.

Pour s'assurer que la barre ne glisse pas hors tension, utilisez votre pouce pour appuyer sur la barre pour le soutenir. Vous pouvez également tenir à l'aide de la paume de vos mains avec la barre reposant sur vos épaules, pris en charge par vos doigts. Vos deux coudes et bras devraient rester élevée et parallèle au sol au cours de ces exercices. Vous allez courir le risque du poids peut-être tomber sur vos pieds dans le cas contraire.

Démarrez le squat en asseoir avec le poids porté sur vos talons plutôt que les boules de vos pieds, afin que vos genoux ne se sentent pas le gros de la force et de renforcer ses articulations.

Pour s'assurer que vous restez libre de blessures et de s'habituer à l'exercice, avant de la pratique des squats en utilisant seulement la barre ou un poids plus léger. Vos abdos recevra un entraînement plus approfondi avec cet exercice par rapport aux squats arrière.

Haltères exercices pour un corps déchiré

Il y a de nombreuses années entraîneurs athlétiques et entraîneurs conditionné commencent à rechercher des méthodes d'entraînement qui pourraient tonifier leurs athlètes sans les forcer à passer trop de temps à travailler. C'est quand ils sont venus avec la routine « complexe » qui utilise une barre ou un ensemble d'haltères qu'un athlète peut utiliser pour effectuer un certain nombre d'exercices différents dans un ensemble. En d'autres termes, ils ont réalisé qu'augmenter les poids par exercices augmentait les chances d'un entraînement excellent et très efficace dans un court laps de temps.

Cependant, ce qui les rend « complexe » et très fatigant est l'absence de pauses entre les deux. Dès que vous avez terminé un exercice, vous aurait l'élevage à l'autre sans pause. Vous avez besoin de connaître vos propres limites avant d'effectuer cette séquence, si vous ne voulez pas vous blesser.

Vous ne pouvez pas continuer à faire l'entraînement même jour après jour si vous voulez des résultats rapides. Pour pimenter, introduire ces « complexes » dans votre régime. Ceux-ci sont différents des ensembles standards et représentants puisqu'au lieu de répéter cette séquence, vous effectuez un rep de chaque séance d'entraînement dans un ensemble l'un après l'autre pour faire un ensemble variable. En d'autres termes, vous exécuterez les exercices différents en séquence pour alléger votre ennui et travailler chaque muscle de votre corps au maximum.

C'est pourquoi c'est très différent de l'entraînement en circuit. Non seulement cela fait-il votre musculature s'exercer pleinement, mais ce donc dans un très court laps de temps. Préparez-vous à reprendre votre souffle comme vous le faites cette séquence après l'exécution il deux fois ou trois fois d'affilée et se sentent la picote agréable coursé haut et bas de votre corps que vous avez terminé (qui est un signe d'un bon entraînement soit dit en passant).

Donc, pour résumer, une séance d'entraînement de poids complexes peut :

- ✓ Améliorer votre fréquence cardiaque et la capacité.
- ✓ Renforcer vos muscles.
- ✓ Brûler énormément de calories.
- ✓ Économiser une quantité immense de temps (même 5 tours prennent seulement 10 ou 15 minutes à remplir).

View books from

ARNOLD YATES

1-Bodybuilding: How to Easily Build Muscles and Keep Mass Permanently:10X your Results and Build the Physique That You Want.

2-Calisthenics: Complete Guide for Bodyweight Exercise, Build your Dream Body in 30 Minutes

3- Atkins Diet- Lose weight and feel great with tips and recipes.

4- High blood pressure solutions: 40- super foods that will naturally lower your blood pressure

BOOKS

Ketogenic Diet: Cookbook with recipes for fat burn and permanent weight loss

Meditation for beginners (available in different languages)

Beginners guide to essential oils (Available in different languages)

Extreme Belly fat loss (available in different languages)

Reverse diabetes (available in different languages)

Author: alexander Grey

Author: Arnold yates

Dr Mike Drew

Just to say "Thank You" for buying this book.

I want to give you " 6 Principles to 6 pack abs" valued at ~~$19.99.~~

<u>YOURS FOR FREE</u>

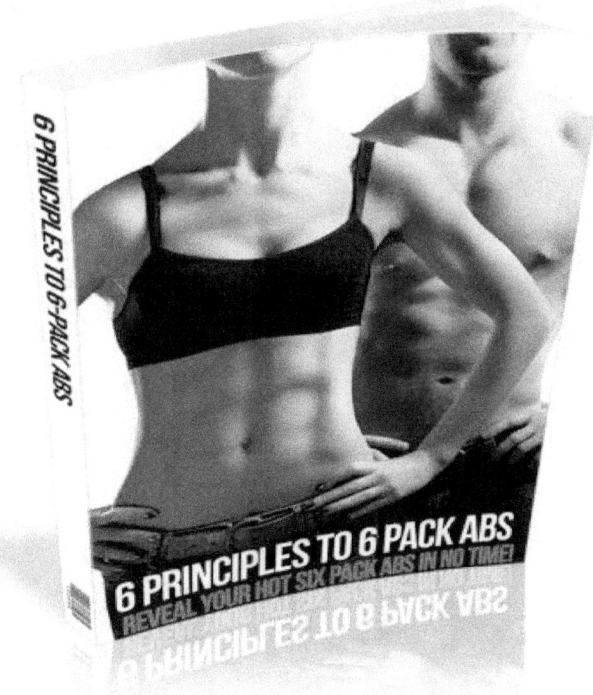

<u>CLICK HERE</u>